DE

LA GOUTTE

DANS SES RAPPORTS

AVEC LES LÉSIONS TRAUMATIQUES

PAR

Antoine MOUSNIER-LOMPRÉ,

Docteur en médecine de la Faculté de Paris,

PARIS

OCTAVE DOIN, ÉDITEUR

PLACE DE L'ÉCOLE-DE-MÉDECINE

2, rue Antoine-Dubois, 2

1876

DE

LA GOUTTE

DANS SES RAPPORTS

AVEC LES LÉSIONS TRAUMATIQUES

PAR

Antoine. MOUSNIER-LOMPRÉ,

Docteur en médecine de la Faculté de Paris.

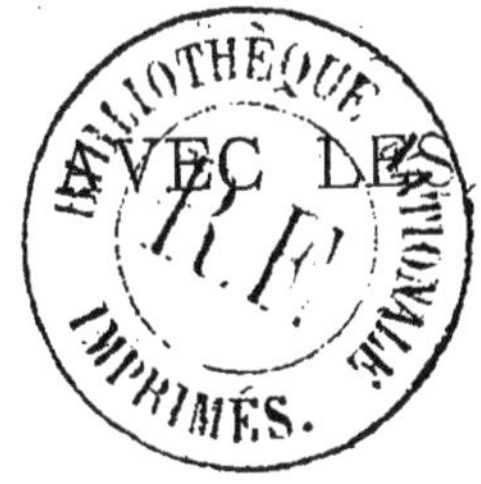

PARIS

OCTAVE DOIN, ÉDITEUR

PLACE DE L'ÉCOLE-DE-MÉDECINE

2, rue Antoine-Dubois, 2

1876

DE LA GOUTTE

DANS SES RAPPORTS

AVEC LES LÉSIONS TRAUMATIQUES

Depuis un certain nombre d'années, l'étude du traumatisme dans les maladies constitutionnelles, est à l'ordre du jour et nous avons vu les diverses diathèses qui affligent le corps humain : le cancer, la scrofule, la syphilis, l'impaludisme, l'alcoolisme, le rhumatisme et divers états morbides, tels que : le diabète, l'albuminurie, le scorbut, ou fonctionnels comme la grossesse; nous avons vu, disons-nous, ces maladies étudiées dans leurs rapports avec le traumatisme, et chacune d'elles a été l'objet d'une étude particulière. Il semble que la goutte soit restée entièrement dans l'oubli.

Boyer, dans sa thèse d'agrégation, qui traite pourtant « des diathèses au point de vue chirurgical » ne cite la goutte que pour mémoire, et plus récemment M. Clipet, dans sa thèse inaugurale, intitulée : « Des rapports des lésions traumatiques avec les maladies générales »; (Paris, 1867), M. Clipet ne nie ni n'affirme l'influence de la goutte, il n'en parle pas. Il semblerait étrange, au premier abord, qu'une maladie tenant une aussi large place dans le cadre nosologique, soit ainsi écartée sans façon, si l'on ne s'apercevait bien vite que la goutte est une maladie des plus rares dans les hôpitaux où nous prenons habituellement nos sujets d'études.

Ce silence des auteurs rend le travail que j'entreprends bien difficile et périlleux, aussi n'aborderais-je point cette étude, si je n'étais persuadé d'avance que la bienveillance de mes lecteurs sera égale à la difficulté du sujet.

Je me suis aidé dans ce travail : du traité de la goutte de Garrod, des « Leçons cliniques sur les maladies des vieillards » de M. Charcot, de l'excellente thèse d'agrégation de M. Berger (1), et de quelques leçons cliniques d'un des chirurgiens anglais les plus distingués, sir James Paget. Je dois à la bienveillance de M. Nepveu, chef du Laboratoire de clinique chirurgicale de la Pitié, quelques notes qui m'ont été d'un grand secours dans mes recherches, et je tiens à adresser ici, à mon excellent maître, M. Verneuil, tous mes remerciements pour les conseils qu'il m'a libéralement accordés.

Je diviserai cette étude en deux parties :

Dans la première, je me propose d'étudier l'influence que le traumatisme peut exercer sur la production des accès de goutte et la localisation des accidents goutteux.

Dans la seconde, j'examinerai l'action que peut exercer la goutte sur la marche des lésions traumatiques, que ces lésions soient accidentelles ou chirurgicales.

INFLUENCE DU TRAUMATISME SUR LA PRODUCTION ET LA LOCALISATION DES ACCIDENTS GOUTTEUX.

Avant d'entrer dans l'examen des faits qui démontrent l'existence des rapports de la goutte avec le traumatisme, il convient de définir ces deux termes : goutte et traumatisme.

(1) De l'influence des maladies constitutionnelles sur la marche des lésions traumatiques. Paris, 1875.

Qu'est-ce que le traumatisme ?

Nous ne pouvons choisir de définition plus nette et plus explicite que celle qui nous est fournie par M. Verneuil (1); la voici :

« La lésion traumatique est une lésion externe ou interne, apparente ou cachée, accidentelle, locale, issue sans prédisposition nécessaire d'une violence extérieure ou d'une action physiologique exagérée, caractérisée par l'instantanéité de la cause, la production immédiate d'une solution de continuité dans nos tissus, l'apparition subite de modifications physiologiques ou fonctionnelles, le développement très-prochain d'une irritation au point lésé et la tendance naturelle à la réparation spontanée. »

Nous verrons bientôt comment les caractères que présente une lésion traumatique simple, peuvent se modifier sous l'influence de la maladie que nous allons essayer de définir.

La goutte est caractérisée, d'abord, par une altération des fonctions de nutrition, altération suivie bientôt d'une production excessive d'acide urique, lequel, n'étant pas éliminé complètement par le rein, s'accumule dans l'organisme où il produit des désordres divers. « C'est une affection primitivement générale, qui existe depuis longtemps lorsque les manifestations en ont lieu, et qui est héréditaire comme le sont les qualités de la plupart de nos tissus » (Littré et Robin, art. *Goutte*).

Les symptômes qu'on observe le plus habituellement sont de divers ordres et je ne pourrais les décrire sans sortir de mon sujet; je me contenterai d'énumérer les principaux : ce sont d'abord : des troubles gastriques et intestinaux qui se traduisent généralement par de la dyspepsie, de la constipation, etc. ; on observe encore une sensibilité particulière des muqueuses, sensibilité qui amène souvent dans la trachée et

(1) Dictionn. encyclop. des sc. méd., 2ᵉ série, t. II, p. 211.

l'arrière-gorge une inflammation chronique qui s'accompagne d'une expuition particulière, visqueuse et abondante. Du côté du système nerveux, nous voyons des troubles divers : douleurs musculaires, intercostales, névralgies fréquentes, impressionnabilité très-vive, allant même quelquefois jusqu'à produire des accidents hystériformes. Il se produit en même temps un travail morbide, lent et insidieux du côté des divers organes splanchniques. Le rein est généralement le premier et le plus gravement atteint; en seconde ligne viennent le foie et le cœur, ainsi que le système artériel tout entier. On comprend aisément que sous l'influence de toutes ces causes réunies, il se produise nécessairement une sorte de déchéance organique, un abaissement général de la force de résistance qu'une économie saine et robuste oppose aux atteintes du mal.

Il nous sera facile de prouver, par un grand nombre d'exemples, que la diathèse goutteuse peut être brusquement tirée de son état latent, de son sommeil, si l'on veut bien nous passer l'expression, par des lésions traumatiques de toute nature. Mais avant d'entrer dans l'examen des faits, qu'on nous permette de citer l'opinion d'un chirurgien anglais, qui doit être bien compétent en ces matières, sir James Paget. Ce professeur, dans une leçon clinique (1) faite récemment à Saint Bartolomew's hospital, parlait à ses auditeurs de l'influence du traumatisme sur la goutte :

« Un sujet de constitution goutteuse, disait-il, fait une chute ou subit une violence quelconque et quelques jours après survient une attaque de goutte. Il y a des personnes qui vivent sous l'imminence continuelle d'une attaque de goutte, et dans ce cas un accident devient l'occasion de l'apparition de la goutte. L'explication pathologique de ce fait semble être la suivante : Un grand nombre de personnes, peut-être nous tous, nous vivons dans un équilibre parfait; aussi longtemps que la nutrition régulière des différents tissus n'est pas altérée, ils suivent leur développement régulier. Mais dès que quelque chose vient détruire le processus nutritif, rendre les tissus plus faibles, ou amener leur dégénérescence,

(1) British medical Journal, 15 mai 1875.

alors survient la forme spéciale de la maladie, car ce qui arrive pour la goutte se présente aussi, mais moins souvent pour les autres diathèses. Par exemple, un enfant scrofuleux se fait mal au genou et l'inflammation scrofuleuse de l'articulation se montre ; une personne prédisposée au cancer reçoit un coup sur le sein et voilà le cancer. Le seul fait pathologique qui ressorte de tout ceci, c'est que la nutrition dans la santé ordinaire est de telle sorte équilibrée, que s'il existe quelque prédisposition diathésique bien marquée, le plus léger trouble de l'équilibre fait apparaître la diathèse ou donne à la maladie un cachet spécial. Par conséquent, dans le cas actuel, un traumatisme quelconque peut, comme on dit, faire sortir la goutte n'importe où.

« Il y a un autre groupe de cas dans lesquels un traumatisme peut déterminer non-seulement un accès de goutte, mais encore sa localisation. Si un malade, sur le point d'avoir une attaque de goutte, se fait mal au pied, il est presque certain que le pied sera le point dans lequel la goutte apparaîtra. Il se tord le poignet, l'attaque se montrera là. »

Ce que l'expérience, due à une longue pratique, a appris au professeur Paget, les faits rapportés par les auteurs nous le démontrent également : ainsi Scudamore, dans son *Traité de la goutte*, page 110, raconte qu'un gentleman qui avait reçu dans sa jeunesse plusieurs petits projectiles d'arme à feu dans le genou, et chez lequel cette articulation était toujours restée faible, vit survenir le premier accès de goutte dans le genou et il ajoute que l'affection fut toujours plus prononcée en ce point qu'ailleurs : un peu plus loin, page 112, nous voyons un homme qui se fait une entorse en glissant d'un tabouret et est pris d'une attaque de goutte dans l'articulation qu'il venait de se blesser. Dans son *Traité de la goutte*, page 29, Garrod rapporte qu'un gentleman, fortement prédisposé à la goutte par hérédité, tomba sur le genou pendant une chasse ; la douleur qu'il ressentit devint plus violente, au bout de quelque temps, que ne le devait faire supposer la nature de la lésion ; il fut bientôt évident que l'articulation était affectée de goutte aiguë ; l'affection s'amenda promptement, lorsque la goutte se porta sur le gros orteil.

Les violences extérieures, dit encore le même auteur, page 110, déterminent quelquefois le siége où se feront des concrétions tophacées : « J'ai vu, dit-il, celles-ci se développer sur le dos de la main à la suite d'un coup. » Qu'on nous permette de rapporter ici deux observations bien curieuses, que M. Charcot a eu l'obligeance de nous indiquer. Elles se trouvent à la page 115 de ses « Leçons sur les maladies du système nerveux. » Elles nous permettront de montrer d'une manière éclatante que non-seulement les lésions traumatiques, mais encore toutes les causes qui pourront abolir ou seulement diminuer dans un point du corps l'activité vitale, seront susceptibles de produire là, *in loco minoris resistentiæ*, l'accumulation des cristaux d'urate de soude qui constituent les tophus. Voici la première observation qui est empruntée à Scott Alison :

« Un homme âgé de 54 ans, peintre en bâtiments, qui, à plusieurs reprises, avait éprouvé des accès de goutte, fut frappé d'hémiplégie à début subit. Peu après le poignet, la main et le pied du côté paralysé devinrent chauds et tuméfiés. Les membres paralysés étaient rigides. A l'autopsie, le cerveau paraît ramolli et l'on trouve un caillot sanguin volumineux dans un des ventricules latéraux. »

M. Charcot y ajoute une observation qui lui est personnelle, et qu'il a communiquée autrefois à la Société de biologie ; la voici :

« Une femme, âgée d'environ 40 ans, avait été frappée tout à coup d'hémiplégie à droite, trois ans avant son admission dans mon service. Les membres paralysés étaient fortement contracturés ; de temps à autre les diverses jointures des membres, le genou surtout et le pied, étaient le siége de douleur et de gonflement. La malade étant aphasique à un haut degré, il avait été impossible de savoir si autrefois elle avait été atteinte de goutte ou de rhumatisme. A l'autopsie, on trouva une vaste cicatrice ochreuse, vestige d'un foyer (d'hémorrhagie cérébrale), situé en dehors du noyau extra-ventriculaire du corps strié. Dans la plupart des articulations des membres du côté droit, lesquelles avaient été le siége l'hémiplégie, les cartilages diarthrodiaux étaient incrustés, vers leur partie centrale, de dépôts d'urate de soude, tantôt cristallisé, tantôt amorphe. Les jointures des membres, du côté non paralysé, ne présentaient rien de semblable. Quelques stries blanches, que l'examen microscopique et micro-chimique a démontrées être constituées par de l'urate de soude, se rencontraient dans les reins. »

« Il est incontestablement fort remarquable, poursuit M. Charcot, de voir dans cette observation que le dépôt goutteux se forme exclusivement dans les jointures des membres paralysés.»

Dans la première observation, nous voyons survenir l'accès de goutte dans les membres paralysés, peu de temps après le début de l'hémiplégie ; dans la seconde, nous ne savons point si l'accès est survenu immédiatement après l'hémorrhagie cérébrale. Du reste, c'est un point qui nous importe beaucoup moins que l'explication de cette sélection particulière de la goutte pour les membres paralysés. Il semble rationnel d'admettre que cette localisation des accidents est due au ralentissement de la circulation qui se traduit au dehors par un refroidissement dans la partie paralysée. Les produits de la désassimilation de nos tissus n'étant plus entièrement emportés par le torrent circulatoire s'accumulent dans les parties faibles, c'est-à-dire dans celles qui sont moins parcourues par le sang, dans les tissus périarticulaires, et nous avons alors l'attaque de goutte et plus tard des tophus.

Voici une autre observation qui vient encore à l'appui de l'opinion que nous défendons, et nous la citons tout entière, parce qu'elle a le double mérite de montrer en même temps, et l'apparition de l'accès de goutte et sa localisation après un traumatisme grave : nous la tirons du livre de Garrod, sur la goutte, page 52 :

« Décembre 1855. C. F..., âgé de 35 ans, fut apporté à l'hôpital dans les circonstances suivantes : il avait reçu la veille, au-dessous de l'aisselle, un coup de timon de charrette, qui l'avait renversé et lui avait fracturé quelques-unes des côtes du côté gauche. On l'admit dans une salle de chirurgie, et comme il existait quelques signes de pleurésie traumatique, on appliqua des ventouses scarifiées sur la poitrine ; on prescrivit, en outre, des pilules bleues, et le malade dut prendre une dose de 3 centigr. d'opium toutes les trois heures. Le soir il se plaignit de ressentir des douleurs dans l'articulation du coude gauche ; pendant la nuit, les doigts de la main du même côté deviennent rouges et gonflés; la plante des pieds et le genou droit finirent aussi par se prendre. Dès lors le cas était plutôt du ressort de la médecine, aussi fut-il décidé

que le jour suivant, c'est-à-dire deux jours après l'accident, le malade
serait transféré dans une de mes salles. Voici l'état dans lequel je le
trouvai : le visage était blême ; le pouls donnait 108 pulsations, il était
petit, mais dur ; peau chaude et un peu moite ; langue chargée, gen-
cives rouges et tuméfiées ; l'haleine répandait une odeur mercurielle ;
il y avait beaucoup de soif et d'inappétence. Le poignet, la main et le
coude gauches étaient chauds, rouges et gonflés, ainsi que le genou et
l'articulation tibio-tarsienne du côté droit ; le petit orteil gauche était
aussi quelque peu affecté. On entendait un bruit de frottement dans la
poitrine en arrière et à gauche, au voisinage de l'aisselle. Le jour suivant plusieurs des jointures tuméfiées conservaient très-distinctement
l'empreinte du doigt ; en même temps l'articulation de la phalange avec
la phalangine de l'index droit avait subi un gonflement tel que sa cir-
conférence était augmentée du double ; la peau était en ce point très-
chaude et très-rouge, et tout le doigt extrêmement douloureux. Le
lendemain aucun changement appréciable n'était survenu. Jusqu'alors
le malade avait été considéré comme atteint de rhumatisme articulaire
aigu, et le traitement avait été dirigé en conséquence, mais je fus bientôt
conduit par diverses circonstances à soupçonner que mon premier
diagnostic était erroné et que j'avais sous les yeux un cas de goutte.
En premier lieu, le sang extrait par les ventouses fut trouvé extrêmement riche en acide urique ; de plus, les caractères de l'inflammation
locale rappelaient la goutte bien plutôt que le rhumatisme ; ainsi la
peau des parties enflammées présentait un aspect brillant, et à un moment donné elle conservait l'impression du doigt ; en troisième lieu, il
était à remarquer que le malade avait été très-promptement affecté par
les mercuriaux, et c'est là une circonstance qui, fréquente chez les
goutteux, est, au contraire, rare dans les cas de rhumatisme. D'ailleurs
la véritable nature du mal devait bientôt se révéler tout à fait. Au bout
de quelques jours, le gonflement de l'index droit s'accrut à tel point
que la peau subit une distension considérable, et en même temps on
constata de la fluctuation sur la partie tuméfiée ; cependant la douleur
avait beaucoup diminué dans les autres articulations ; la fièvre s'était
calmée sous l'influence du colchique. Peu de temps après je ponctionnai
la peau distendue du doigt et il s'écoula une certaine quantité d'un liquide lactescent ; à l'examen microscopique, je constatai que l'opacité
de ce liquide était due à la présence d'innombrables cristaux d'urate
de soude, lesquels se présentaient sous la forme de très-fines aiguilles.
De nouvelles interrogations firent alors connaître que le malade avait
déjà eu une affection articulaire ; en effet, quinze mois avant l'attaque
actuelle, il avait souffert d'une inflammation du pied présentant tous
les caractères de la goutte ordinaire. Au bout de quelques semaines la
nature de la maladie se trouva établie d'une façon plus positive encore,
car un petit dépôt d'urate de soude se fit sur l'hélix d'une oreille. Depuis

cette époque, c'est-à-dire depuis sept ans environ, des concrétions tophacées se sont successivement formées en différents endroits, et, à plusieurs reprises, des symptômes de goutte sont apparus avec leurs caractères habituels au gros orteil et ailleurs. Le malade exerce la profession de peintre: il a l'habitude de boire une pinte de porter environ par jour, Sa mère est, paraît-il, sujette à la goutte. J'ai soigné deux de ses frères atteints de la même affection. »

Voilà donc un malade chez lequel on ne soupçonnait pas la diathèse goutteuse, ce qui amena d'abord une erreur de diagnostic de la part d'un homme qui a étudié la goutte toute sa vie. Il est encore d'autres cas où l'erreur est pour ainsi dire nécessaire, forcée; lorsque, par exemple, chez une personne bien portante, robuste et que l'on croit vierge de toute diathèse, il survient, à l'occasion d'un traumatisme, des accidents bizarres, qu'on ne sait à quoi rapporter. L'observation suivante que j'emprunte au *Mémoire* de M. Verneuil «sur les névralgies traumatiques secondaires précoces » , en est un exemple :

Névralgie mammaire suite de contusion (1).

« Mme L..., 50 ans, d'une belle constitution, mais tourmentée depuis longtemps par une névralgie protéiforme, qui devait plus tard se terminer par la goutte la mieux caractérisée, se frappe le sein droit contre le bord d'une porte ouverte. La douleur immédiate, très-vive, se dissipe le jour suivant d'une manière complète. Quatre ou cinq jours plus tard elle reparaît tout d'un coup avec une grande violence au sein contus et empêche le sommeil. Des applications de laudanum la calment imparfaitement.

Le lendemain matin, nouvel accès avec frisson et fièvre. Le soir je trouve le sein un peu plus gros que l'autre. Cependant il n'y a ni ecchymose, ni rougeur, ni œdème, ni gonflement circonscrit. Seulement au point frappé une sensibilité très-vive au toucher avec irradiation du côté de l'aisselle et du bras correspondant.

Le lendemain, Mme L... tient longtemps ses bras en l'air pour ranger du linge dans une armoire ; cet exercice ramène les douleurs accompagnées des symptômes généraux les plus alarmants : frisson intense, fièvre, vomissements, agitation extrême. Le sein est si douloureux que

____

(1) Archives gén. de médecine, t. II, p. 530 (1874).

le seul contact de la chemise est insupportable , et que le moindre mouvement du bras provoque des élancements violents dans l'aisselle et dans tout le membre. .... »

Cette observation, dont je ne cite que la première partie, est bien curieuse en ce sens que nous y voyons, d'une façon bien nette, ce caractère paroxystique des douleurs, qui est, si l'on croit le Dr Paget, le propre des accidents goutteux. Nous en verrons du reste d'autres exemples remarquables cités dans le cours de ce travail. Dans l'observation suivante nous voyons un vieillard de 73 ans qui a l'extrémité de son pied, arrachée par une machine à battre, il est pris de tétanos, il survient une attaque de goutte, sa plaie est menacée de gangrène et, malgré toutes ces complications, il guérit parfaitement.

Voici cette observation publiée dans la *Lancet*, par le Dr Salter, sous le titre :

Cas de goutte accompagnée de trismus à la suite d'un traumatisme du pied (1).

« Un honorable militaire des environs de Blandford, Dorset, M. H...,
fut atteint d'un traumatisme grave le 23 décembre dernier. Son pied
gauche fut pris dans une machine à battre, sa chaussure arrachée,
dans sa moitié antérieure, en même temps que les extrémités de trois
de ses orteils au niveau de la première articulation. J'enlevai les parties osseuses écrasées et les téguments déchirés, puis faisant un lambeau au-dessus du moignon du gros orteil, je pansai les parties à la
façon ordinaire. Il y eut à peine quelques gouttes de sang ; le pied était
pâle et engourdi. Comme il avait dépassé 73 ans et que je m'attendais
par conséquent à un accident quelconque, je le prévins qu'il était menacé
de trismus et de tétanos, quoique l'expérience que j'ai acquise en Angleterre
et à l'étranger me donnât la certitude de le sauver et d'empêcher le trismus, s'il se déclarait, d'avoir un dénouement fatal. Mais le résultat dépendrait dans une large mesure de la rigueur avec laquelle on se conformerait à mes prescriptions. L'accident était survenu vers quatre
heures de l'après-midi. A six heures de l'après-midi, je donnai :
acétate de morphine, 1/4 de grain ; calomel, 3 grains ; poudre de
rhubarbe, 3 grains, en deux pilules à prendre immédiatement.

(1) The Lancet, 1852, t. II, p. 215. Cette traduction, ainsi que celle
des cliniques de Paget, est de M. Aigre, externe des hôpitaux.

Vers neuf heures du soir, je lui fis prendre la potion snivante : sel d'Epsom, 1 once; tartrate de potasse et d'antimoine, 2 grains; infusion de séné, 6 onces 1/2 ; sirop, 1 once ; esprit aromatique d'ammoniaque, 3 drachmes ; en prendre trois cuillerées toutes les quatre heures jusqu'à effet purgatif.

Pendant la nuit, sommeil excellent, moiteur de bon augure, et le lendemain le malade ne se doutait pas qu'un accident lui était arrivé au pied. La nuit suivante je répétai les pilules de morphine qui produisirent le même sommeil, avec moiteur, que la nuit passée. Mais le lendemain matin le tétanos se déclara dans les extrémités, bientôt suivi de symptômes de trismus. Le malade se plaignait d'une grande lassitude, d'une douleur vive avec gêne dans les mouvements de la mâchoire. Le facies prit l'apparence cadavérique.

Je lui donnai : chlorhydrate de morphine, 1/4 de grain ; poudre de rhubarbe, 3 grains, sous la forme d'une pilule à prendre sur-le-champ. Je lui fis prendre ensuite une bonne dose d eau-de-vie et d'eau. Une heure après, une dose de la potion cordiale avec de l'esprit d'ammoniaque, et je répétai l'eau et l'eau-de-vie trois ou quatre fois dans la journée avec la potion susdite.

Le quatrième jour, la goutte fit son apparition dans le pied droit, et le trismus se montra de nouveau. Je répétai les pilules de morphine et rhubarbe avec l'eau-de-vie et l'eau comme auparavant. La goutte abandonna le pied pour attaquer l'estomac; le patient se plaignait d'une douleur intense dans les mâchoires. Nitrate de potasse, 1 drachme 1/2; vin de colchique, 3 drachmes; poudre de rhubarbe, 10 grains ; sirop, 1 once. Compléter les 6 onces avec de l'eau. En prendre deux cuillerées toutes les deux heures.

La troisième cuillerée produisit du soulagement et le malade n'éprouva plus aucune douleur.

Les trois ou quatre premiers jours il y avait eu un peu d'hémorrhagie, mais sans la moindre importance ; il y eut un écoulement considérable de pus accompagné d'une fétidité repoussante. Le septième jour survinrent des symptômes de gangrène, avec une ligne blanche s'étendant depuis les orteils jusqu'à la cheville. Je nettoyai la plaie avec de l'eau tiède, et j'appliquai sur la plaie de la teinture de lytta avec des cataplasmes saturés de *black-wash*. A la nuit je répétai les pilules de calomel et morphine ; le lendemain, nouvelle et vive attaque de trismus ; je répétai les pilules de morphine et rhubarbe et je lui donnai la potion apéritive. Sommeil calme.

Le neuvième jour, les symptômes de trismus avaient disparu et le malade sentait ses mâchoires revenues à l'état normal. Pouls souple, plein et régulier; humeur gaie; tranquillité d'esprit.

Excité ce jour-là par quelques visites inattendues, une vive irritation survint et le trismus se déclara de nouveau le jour suivant, mais il fut calmé par une nouvelle prescription des remèdes précédents, et la nuit fut bonne. Le dixième jour, le malade était reposé, mais il y avait du subdélirium, et comme il dormait paisiblement, vers deux heures du matin, il fut saisi dans les bras et dans les jambes d'une attaque de tétanos qui l'éveilla. Ensuite survint un trismus plus violent encore que précédemment.

Je répétai les pilules de morphine, accompagnés d'esprit d'ammoniaque , 2 drachmes, à prendre par intervalles ; et ce jour-là le malade absorba environ une pinte d'eau-de-vie. La plaie prit un aspect fâcheux, gangréneux, et la ligne de la cheville s'accentua. Pouls petit, faible ; langue sale et fébrile. La goutte revint pendant le jour ; hoquet et délire. Les pilules de morphine furent répétées trois fois pendant le jour avec la portion apéritive. Je fis étendre son pied au-dessus d'un bain contenant de l'eau presque bouillante. Un grand drap plié en cinq fut trempé dans l'eau et appliqué sur le pied, malgré la grande douleur que le malade en ressentit ; je fis continuer l'application pendant une heure. Le malade se sentit bien mieux et l'application d'eau chaude fut répétée dans la journée. Au moment de se coucher, je lui fis prendre la pilule suivante : calomel, 3 grains ; poudre de rhubarbe, 3 grains ; acétate de morphine, 1/4 de grain.

Cette médication lui procura du sommeil ; le hoquet diminua ainsi que le délire ; la langue et le pouls étaient comme la veille.

Le 3 janvier 1852, amélioration notable, mais le malade se plaignait encore, de temps en temps, d'une gêne dans les mouvements de la mâchoire, gêne qui dura encore quelque temps. Parfois il lui arrivait de ne ressentir aucune gêne ; d'autres fois, au contraire, il avait tous les signes d'un trismus complet. Je continuai de lui faire prendre des pilules par intervalles, ainsi que la potion contre la goutte et l'eau-de-vie ; et je régularisai ses foctions digestives avec la potion apéritive déjà citée.

Comme je vivais près de lul, je pouvais le suivre de près et surveiller tous les symptômes à mesure qu'ils se présentaient ; j'eas enfin la satisfaction de lui voir faire, à la fin du mois, un demi-mille sans la moindre fatigue. Comme il aimait la marche, il continua cet exercice, et au mois de mars il était arrivé à faire, à pie l, quatre milles, sans ressentir la moindre fatigue. A l'heure qu'il est, il se porte très-bien et continue à prendre de l'exercice. »

Je me contenterai de faire observer que dans ce cas, il survint deux accès de goutte et que chaque fois la plaie sembla prendre un mauvais aspect ; le malade revint enfin à la santé malgré le tétanos, malgré la goutte, et malgré le traitement quasi barbare qui lui fut infligé. On pourrait citer encore une multitude de faits semblables. Il suffira de noter les plus curieux : Scudamore a vu (p. 111) un accès de goutte survenir immédiatement après l'opération de la cataracte. Un homme de 58 ans (dit Garrod, p. 86), officier de secours des communes fut plusieurs fois jeté hors de sa voiture, et chacune de ses chutes fut suivie d'un accès de goutte.

Un de mes amis a vu se produire aussi un fait du même genre : un percepteur ayant eu à de rares intervalles des attaques de goutte, se fait une contusion légère en tombant de cheval, et, la nuit suivante, il est pris d'un accès de goutte très-accusé. Il n'est pas jusqu'aux hémorrhagies qui ne puissent jouer, relativement à la goutte, le rôle de cause excitante, vraisemblablement par suite de la dépression du système circulatoire qui en est la conséquence. — Garrod (p. 135) a vu une première attaque de goutte succéder à une hématèmèse, à une perte de sang produite par l'avulsion d'une dent, à une épistaxis. Todd (Gout occurring...., p. 53) mentionne l'histoire d'un individu qui, à plusieurs reprises, fut pris de goutte pour avoir été saigné au bras. Ces faits contrastent singulièrement avec d'autres où la suppression d'un flux habituel, des règles par exemple, a été souvent suivie d'une attaque de goutte. Duringe cite un cas de ce genre chez une dame dont les règles s'étaient brusquement supprimées, à la suite d'une vive frayeur. Des accès de goutte suivirent ces accidents, mais ils disparurent à tout jamais à la suite de la réapparition des règles.

« Il n'est pas très-rare de voir des malades (dit Garrod, p. 102) se montrer exempts, ou à peu près, des autres symptômes de la goutte, quand il existe chez eux des abcès goutteux donnant lieu à un écoulement continu. Plusieurs fois j'ai vu la guérison d'un abcès de ce genre être bientôt suivie d'un violent accès de goutte siégeant sur quelque autre partie du corps, ce qui montre bien qu'en pareil cas les ulcères remplissaient, pour ainsi dire, le rôle de soupapes de sûreté. » Garrod a communiqué à la Société médicale de Westminster en 1850 (*The Lancet*, p. 340) le cas d'un malade (peut être celui auquel il

fait ici allusion) chez lequel les douleurs de la goutte apparais-
saient dans diverses articulations toutes les fois que des astrin-
gents étaient appliqués sur un ulcère, siégeant au voisinage
d'une jointure, et qui donnait issue à du pus mélangé d'urate
de soude.

Voici la description que donne Chelius, de Heidelberg (1),
d'ulcères qu'il nomme arthritiques, ulcères produits le plus
souvent par des abcès autour de concrétions tophacées, et qui
surviennent quelquefois, dit-il, à la suite d'une lésion accidentelle: «Les ulcères arthritiques (*ulcera arthritica*) sont la suite
de la goutte ; ils ont avec cette affection des rapports plus ou
moins évidents, plus ou moins occultes. Ils sont ordinairement superficiels ; leur fond large sécrète une certaine quantité d'un liquide séreux qui corrode les parties ambiantes, et
colore assez souvent en noir le linge qu'on applique au-
dessus. Leurs bords sont ordinairement irréguliers, pâles et
durs. Ils s'aggravent périodiquement lorsque la température
devient humide ; assez souvent l'affection arthritique aug-
mente d'intensité lorsqu'il y a de l'amélioration du côté de
l'ulcère

«Tantôt ils surviennent, à la suite d'une lésion accidentelle,
dans le cours d'une affection arthritique ; tantôt c'est une tumeur qui s'enflamme et donne lieu à une ulcération. Aussi les
rencontre-t-on le plus souvent aux extrémités inférieures et
dans le voisinage des articulations. Leur diagnostic est ordinairement facile, cependant il peut offrir quelque obscurité
dans les cas où le malade n'a éprouvé aucune atteinte de
goutte avant le développement de ces ulcères. Dans ces cas, il
faut tenir compte des phènomènes qui accompagnent ordinairement certaines anomalies de l'arthrite, telle qu'une altération de fonctions du côté des voies digestives et du foie, la
sécrétion anormale de l'urine, des douleurs qui se promènent

(1) Traité de chirurgie, t. I, p. 277. (Trad. J.-B. Pigné.)

dans les membres et qui reparaissent périodiquement, l'inflammation des muqueuses, des éruptions cutanées, etc., qui souvent ont des rapports intimes avec le développement de ces ulcères.

« Les ulcères sont le plus ordinairement très-rebelles ; souvent ils sont entretenus par une déposition de substances calcaires, et ce n'est qu'avec beaucoup de prudence qu'on doit tenter leur guérison, car il n'est pas rare qu'elle expose les malades à des dépositions métastatiques.»

On voit aussi, fréquemment, chez des personnes atteintes d'eczéma ou d'autres maladies cutanées, la goutte apparaître, et chasser, pour ainsi dire, les éruptions cutanées : « Pour moi, dit M. Rayer, je regarde comme démontrée l'alliance fréquente des dartres, de la goutte et du rhumatisme. J'ai vu ces éruptions s'évanouir tout à coup sans causes manifestes et les malades livrés à toute la violence des douleurs articulaires. »

Morgagni nous apprend qu'après avoir souffert d'une ophthalmie aux deux yeux qu'il n'avait pu guérir par les moyens ordinaires, il en fut tout à coup débarrassé par l'arrivée de sa première attaque de goutte.

Lorry (dit Baduel, thèse de Paris, an VII) cite l'exemple de plusieurs individus attaqués d'hémorrhoïdes, de la goutte, du rhumatisme chez lesquels ces maladies paraissaient pour faire place aux dartres. — Les maladies des organes urinaires peuvent aussi amener la production d'accès de goutte, c'est du moins ce que M. Mercier affirme dans un ouvrage récent sur le traitement de la gravelle et de la pierre (p. 367).

« J'ai vu plusieurs fois des accès de goutte se manifester pendant le cours d'une lithotritie : Ne peut-on pas supposer qu'ils ont eu pour cause une néphrite légère, mais double et simultanée ? que le sujet, produisant un excès d'acide urique, était préservé de ses mauvais effets par l'excrétion qui s'en faisait par les reins, agissant comme soupape de sûreté, et que cette excrétion se trouvant entravée par une modification vitale due à la phlegmasie, la matière morbifique s'est dirigée vers d'autres organes ? »

L'hypothèse de M. Mercier est, sinon vraie, du moins très-vraisemblable, et je n'ai aucune répugnance à admettre qu'une néphrite, même légère, puisse amener une attaque de goutte. Qu'on nous permette, en terminant ce chapitre, d'invoquer l'autorité de Trousseau (1).

« L'attaque peut être sollicitée par un mouvement imprimé à une jointure, par un coup, par une marche forcée, par la pression exercée par des chaussures neuves, par n'importe quelle autre violence mécanique, et il n'est pas rare que le *premier accès* de la goutte la plus franche soit provoqué par une cause de cette nature. Ou bien cette attaque sera survenue à l'occasion d'un traitement par les eaux minérales ou par toute autre médication faite hors de propos ; ou bien elle sera occasionnée par un mouvement fébrile, comme celui que peut amener une éruption furonculeuse, un peu considérable, ainsi que j'en voyais dernièrement encore un exemple. Mais cette attaque qui n'a pas été précédée, d'habitude, de ces phénomènes généraux qui annoncent celle qui arrive sans cause appréciable, est aussi de beaucoup plus courte durée. En outre, quand elle est finie, elle laisse moins de suite après elle. La déformation articulaire est moindre, moins persistante ; le malade reprend plus promptement la liberté de ses mouvements. Il semble qu'alors pour parler comme les anciens, il semble que la matière morbifique n'était pas suffisamment préparée pour produire du premier coup tous ses effets. »

Ce qu'il y a de remarquable c'est, que, le plus souvent, ces attaques provoquées, sont caractérisées par la moindre durée et la bénignité plus grande de leurs suites. M. Charcot dans une annotation du livre de Garrod, exprime une opinion semblable: « Il est remarquable, dit-il, que les accès de goutte qui se pro-

(1) Trousseau. Clinique méd., t. III, p. 355.

duisent dans de pareilles circonstances, ont, en général, moins d'intensité que ceux qui se développent spontanément, et, si l'on peut dire, dans leur temps. »

Il ne faudrait pas cependant, sur de semblables assurances, croire qu'il en sera toujours ainsi et porter un pronostic trop favorable. Trousseau a soin de nous mettre sur nos gardes quand il ajoute : « Cependant, cette règle est loin d'être absolue ; elle comporte de nombreuses exceptions, et une première attaque, même une première attaque survenue accidentellement, peut non-seulement durer longtemps, mais encore laisser après elle des traces aussi profondes qu'en laisse la goutte dont les accès se sont fréquemment répétés. Je connais un médecin, né de parents goutteux, dont la première atteinte du mal fut occasionnée par une entorse qu'il se donna dans le genou ; cette articulation ne se rétablit jamais complètement, et il s'en est suivi une claudication très-prononcée qui persiste encore aujourd'hui. »

Voilà un fait qui nous servira de transition naturelle pour passer à la seconde partie de notre sujet, dans laquelle nous nous efforcerons de montrer quelles sont les modifications que la goutte imprime au traumatisme, et la part d'influence que peuvent avoir certaines maladies intercurrentes comme l'albuminurie, le diabète.

INFLUENCE DE LA GOUTTE SUR LA MARCHE DES LÉSIONS TRAUMATIQUES.

« La lésion traumatique, dit M. Berger (p. 9), peut recevoir dans sa marche deux influences distinctes de l'état général : L'une, qui se retrouve dans toutes ces maladies, quand elles ont atteint un certain degré, est le résultat de l'affaiblissement de l'économie qui est dans l'impuissance de réagir contre le traumatisme ; — L'autre résulte d'une physionomie, d'un cachet spécial, qu'une lésion toute mécanique reçoit d'une maladie spécifique, et par lequel elle est transformée en un de ces produits morbides, caractéristiques de l'affection générale qui la couvre de son influence, produit morbide identique dans sa nature avec les affections spontanées que fait développer la même cause. »

La goutte, comme toutes les maladies constitutionnelles, peut se présenter sous deux aspects : ou bien l'individu qui en est atteint est encore robuste et absolument sain, en apparence, ou bien il est déjà profondément débilité par la maladie, il est cachectique. On comprend facilement que la lésion traumatique se comportera différemment dans les deux cas. Je crois même qu'il serait utile (comme le disait récemment M. Bouloumié, dans un mémoire présenté à la Société de Médecine le 12 juin 1875) de distinguer deux variétés de goutte : « Il est aussi important, dit-il, de reconnaître l'existence d'une goutte floride et d'une goutte torpide ou atonique, qu'il l'a été pour la connaissance du diabète, de constater l'existence d'un diabète gras et d'un diabète maigre. » Malheureusement il ne suffit pas d'indiquer les éléments du problème, il faudrait encore le résoudre et c'est là ce que ne nous permettent pas, jusqu'à présent, les observations peu précises que nous avons pu recueillir.

Les observations ne parlent pas non plus de la fièvre qui est cependant un des termes les plus importants du problème. Nous savons aujourd'hui, que la fièvre traumatique, chez un individu sain, a une marche régulièrement ascendante jusqu'au 3e ou 4e jour où on voit, généralement, le thermomètre monter jusqu'à 39°, 39°, 5′, puis descendre graduellement et la fièvre disparaître, comme elle était venue, sans secousses.

Mais chez les individus atteints d'affections chroniques, suppurant depuis longtemps, comme, par exemple, dans les amputations ou les résections, pour des altérations osseuses de longue durée, Billroth a noté que la fièvre apparaissait plus tôt. La durée totale de la fièvre traumatique est de un à sept jours; le plus ordinairement elle varie de deux à sept, souvent de cinq à sept.

Lorsqu'elle se prolonge au delà de sept jours, on doit considérer comme imminente l'apparition d'une complication, d'un nouveau foyer d'inflammation, et la fièvre ne doit plus être considérée comme traumatique. J'ai vu plusieurs exemples remarquables de ce fait dans le service de M. Verneuil. Deux malades sont opérés le même jour, l'opération subie présente à peu près la même gravité et ne semble pas devoir amener de différence dans l'état des deux malades : cependant l'un est pris d'une fièvre traumatique intense, l'autre n'en a pas et continue à se promener. On découvre alors que le premier est un rhumatisant. Un ancien soldat d'Afrique, entre dans le service pour une fracture traumatique et il est repris de fièvres intermittentes, qu'il avait eues déjà en Afrique.

Aussi, tout récemment, M. Verneuil, dans une de ses leçons cliniques, nous enseignait qu'une lésion traumatique profonde n'intéressant pas un organe essentiel, ne devait pas, en général, être suivie de fièvre. Si on voit apparaître, disait-il, la fièvre, on doit penser qu'elle est produite par une maladie constitutionnelle, ou par une autre maladie aiguë intercurrente.

Nous avons vu, dans la première partie de ce travail, un grand nombre de faits, dans lesquels le symptôme dominant des lésions traumatiques, chez les goutteux, était la douleur.

Nous en avons vu surtout un exemple très-remarquable, dans l'observation tirée du Mémoire de M. Verneuil sur les névralgies traumatiques secondaires précoces. Le professeur Paget, dans un clinique dont j'ai déjà cité un fragment, dit que la goutte peut modifier la marche de tout *processus* inflammatoire, et il veut apprendre à ses auditeurs par quels signes on peut reconnaître cette modification goutteuse de toute inflammation ordinaire. (Voir *British med. Journ.*, 15 mai 1875.)

Un de ces symptômes, ajoute le Dr Paget, est une variation subite dans la douleur. Au lieu d'une douleur continue, on rencontre souvent des paroxysmes de souffrances atroces telles que celles que l'on voit dans des attaques ordinaires de goutte. Les inflammations, même les plus intenses, peuvent montrer cette forme paroxystique chez les personnes goutteuses. Il rappelle plus loin le cas d'un malade chez lequel il fit la ligature d'une tumeur hémorrhoïdale et chez lequel survint une inflammation violente dans le gros orteil, inflammation qui s'apaisait un peu dans la journée, pour se montrer avec une nouvelle intensité, dans la nuit, ainsi qu'on le remarque habituellement dans la goutte ; mais au bout d'une semaine un large abcès se montre dans la profondeur du pied donnant ainsi l'explication des douleurs. C'était un cas ordinaire d'empoisonnement du sang dans lequel les douleurs se modifièrent dans leur nature, grâce à la constitution goutteuse du malade.

On doit suivre avec soin les conséquences, tant éloignées qu'immédiates, que réveillent, chez les malades prédisposés, toute espèce de traumatisme. Chez eux, les affections articulaires guérissent beaucoup moins promptement que chez d'autres, et ils sont sujets pendant longtemps à des douleurs paroxystiques, à de la raideur, à de la faiblesse dans l'articulation.

Quand un malade adulte ou d'un âge avancé ne guérit pas dans le temps ordinaire, quand chez lui la partie malade présente des douleurs permanentes et une raideur persistante, il est de règle, d'après l'auteur, de soupçonner la goutte et de soumettre le malade au traitement approprié à cette affection. C'est dans ce cas, en l'absence de fièvre et de chaleur dans l'articulation, qu'on devra employer le massage, l'eau froide et les frictions locales.

Il dit plus loin qu'on rencontre quelquefois la goutte alliée à la scrofule, non pas chez les jeunes enfants, mais surtout chez l'adulte.

Une inflammation de nature goutteuse, survenant chez un homme entaché de scrofule héréditaire, peut dégénérer en inflammation essentiellement scrofuleuse.

Ces cas méritent d'appeler toute l'attention du médecin qui est exposé à se fourvoyer. Leur début ressemble à celui d'une attaque de goutte, mais les semaines se passent et quoique l'intensité de l'inflammation goutteuse diminue, la partie atteinte n'en demeure pas moins chaude, gonflée et douloureuse ; et à la longue on s'aperçoit facilement qu'on a affaire à de la scrofule. On a observé de ces cas dans le tarse, dans le carpe, dans les os du métatarse et dans le coude.

Il est très-important de ne pas se laisser induire en erreur par les symptômes que présentent ces cas, le traitement de la scrofule étant complètement différent de celui de la goutte. Au lieu des douches, des massages de l'exercice comme dans le cas de goutte, on doit, dans la scrofule, enfermer le membre, le tenir immobile et appliquer le traitement général convenable.

Quant à l'influence de la goutte sur la gonorrhée et la syphilis, l'auteur dit qu'il reviendra sur ce sujet dans un autre lieu. Il parlera alors de l'uréthrite et de l'inflammation goutteuse de la vessie et des organes

génito-urinaires en général. On sait, dit-il, qu'il se présente bon nombre de cas, où des malades, affectés de gonorrhée, étaient exposés en
même temps à des inflammations soit dans les articulations, soit dans
la sclérotique. Il est incontestable, selon l'auteur, qu'une grande proportion de ces affections doivent être mises sur le compte d'une goutte
héréditaire. Souvent, en effet, ces complications se montrent sur divers
membres d'une même famille. Il cite trois personnes d'une même famille
qui ont présenté ces trois complications : chacun à son tour fut affecté
de gonorrhée qui se compliqua de douleurs articulaires et d'inflammations de la sclérotique. Il est donc permis de conclure que ces deux complications d'une affection uréthrale, inflammation de la sclérotique et
des articulations. avaient de la tendance à se montrer surtout chez des
personnes entachées de goutte héréditaire.

Le professeur Paget donne bien le vrai caractère des douleurs que nous avons vues se produire chez des personnes
goutteuses, et il nous fait en outre remarquer que les inflammations traumatiques des articulations chez les goutteux sont
très-souvent lentes à guérir, et que bien souvent il reste de la
raideur et de la faiblesse. Je pourrais citer aussi l'opinion semblable que M. Gosselin exprime dans le premier volume de ses
leçons cliniques, opinion qu'il a émise de nouveau dans une
des séances de l'Académie de médecine, à propos du mémoire
de M. Verneuil sur les rapports de l'arthritisme avec les lésions traumatiques.

Examinons maintenant l'influence de la goutte sur les lésions osseuses.

J'ai noté (dit Garrod, p. 665) que, dans les cas de goutte
très-ancienne et très-intense, les têtes des os présentent une
fragilité extrême et renferment une forte proportion de matière grasse. Il semble par conséquent que cette fragilité des
os devra amener des retards dans la consolidation des fractures. M. Béranger-Feraud, dans son traité de la consolidation
des fractures, passe en revue les diverses diathèses qui peuvent
avoir de l'influence sur les lésions des os, mais il laisse la
goutte de côté, renvoyant à Malgaigne le lecteur curieux
d'éclaircir cette question. Malgaigne se contente de nier l'in-

fluence de la goutte aussi bien sur l'étiologie que sur la réunion des fractures.

Qu'on nous permette d'opposer à ces assertions, peut-être un peu téméraires, deux faits que M. Berger a cités dans sa thèse et un troisième que nous empruntons au *British medical Journal* : Dans le premier de ces faits (1), il y a eu arrêt de la consolidation et même destruction du travail réparateur, le tout compliqué de la production d'une ulcération pendant une attaque de goutte. « Le D^r O'Reilly (2) rapporte à l'Académie de New-York un cas fort curieux dans lequel la consolidation d'une fracture de la malléole interne a été détruite par le fait d'une attaque de goutte, qui envahit l'articulation tibiotarsienne. Une violente inflammation se produisit, entraînant la formation d'une ulcération, qui mit la fracture dans les conditions d'une fracture compliquée ; on pouvait sentir par cette ouverture les fragments rugueux et mobiles. Quand l'attaque de goutte eut cessé, la plaie se ferma graduellement et les os se consolidèrent. »

Voici le second fait rapporté par M. Berger (p. 31) : « M. D., âgé de 70 ans, a depuis longtemps des manifestations de goutte. Il se fracture la jambe gauche, au tiers supérieur, au mois de mai 1874. La jambe, mise dans une gouttière à cause du gonflement, n'était douloureuse que dans les mouvements ou à la pression ; quand, le quinzième ou vingtième jour de l'accident, le malade accuse des douleurs spontanées trèsvives, beaucoup plus aiguës pourtant dans la nuit ; elles s'irradient dans le mollet et dans le pied et troublent le sommeil. Elles disparaissent quelques jours après à la suite d'une diarrhée profuse. La consolidation se fait, mais le cal est très-

---

(1) Le résumé de cette observation appartient au *Medical Times*, 1861, p. 397, mais l'observation entière se trouve dans le n° XI de l'*American med. Times* que nous n'avons pu trouver malheureusement.

(2) Cité par M. Charcot, p. 95.

volumineux, beaucoup plus irrégulier aussi que dans une fracture ordinaire, malgré la coaptation des fragments, qui était parfaite. »

Il est regrettable assurément que cette intéressante observation n'ait pas été prise avec des détails exacts et précis, afin que nous puissions savoir si la consolidation a été ralentie par ces accidents névralgiques qui sont souvent une des formes que revêt la goutte ; on peut en effet rapprocher ce cas de celui que j'ai rapporté plus haut, et dans lequel il survint des accidents névralgiques intenses à la suite d'une contusion du sein.

Dans un certain nombre de cas, on voit l'inflammation vive disparaître subitement quand la goutte se montre dans un autre endroit. Il est évident que nous devrons alors rapporter tout naturellement l'accident survenant du côté de la plaie à la diathèse goutteuse. Voici deux faits caractéristiques que j'emprunte, l'un à Scudamore et l'autre à la thèse de M. Berger : « Un malade, dit Scudamore (p. 111), n'ayant jamais eu la goutte, se déchira une portion de l'ongle du pouce, au point de rendre la partie sensible. Bientôt le pouce et une partie de la main devinrent enflés, luisants et extrêmement douloureux. Un cataplasme fut appliqué ; la troisième soirée, la douleur abandonna subitement le pouce et saisit le gros orteil, bientôt la cheville, puis le genou, en dernier lieu, le gros orteil de l'autre pied. » Ici, point de doute, les accidents du côté de la plaie ressemblent tellement à ceux qui se présentent sur les jointures prises de goutte, qu'on ne peut hésiter à les rapporter à la diathèse qui, cependant, n'avait pas encore apparu.

Voici le second fait dans lequel, à la suite d'une contusion de l'épaule, il y eut des douleurs goutteuses qui firent croire d'abord à l'existence d'une fracture, mais un accès de goutte, qui survint, emporta les douleurs et fit rectifier le diagnostic. Ce fait est arrivé à un médecin, M. Al. Donné, qui le raconte en ces termes (1) : « J'avais une contusion de l'épaule que je ressentis dès l'abord, mais qui ne m'empêchait pas d'exécuter tous les mouvements du bras et même de porter mon fusil. Le lendemain la douleur était devenue si vive, elle était si disproportionnée avec les apparences extérieures de la contusion, que M. Bouisson craignait une fracture obscure de la tête de l'humérus ou de quelque partie de l'omoplate. Mais un accès de goutte étant survenu la nuit suivante et ayant envahi le pied, je fus aussitôt délivré de la plus grande partie de la douleur de l'épaule. » « La douleur, ajoute M. Berger, tel est le caractère que donne aux lésions traumatiques la goutte qui les complique. C'est elle qui, jointe à la douleur, à l'œdème, peut faire croire à un phlegmon en train de se développer, surtout si l'accès de goutte s'accompagne de réaction fébrile. »

Le professeur Paget, dans la leçon clinique qui a été publiée dans le *British med. Journ.* (à la date du 15 mai 1875) et dont j'ai déjà donné quelques passages, après avoir parlé des articulations blessées et de leur traitement chez les goutteux, prémunit ses auditeurs contre l'emploi de l'arnica comme application locale. Il affirme que, chez beaucoup de goutteux, à qui on a fait des applications locales d'arnica, il a vu survenir au point d'application un érysipèle avec phlyctènes, douleur et desquamation, et il penche à croire que l'arnica n'a cet effet que sur les individus goutteux. On pourrait rapprocher ce fait de l'observation de Garrod, qui nous montre les goutteux subissant avec une extrême facilité l'intoxication mercurielle. Sir J. Paget ajoute que la goutte peut aussi modifier la marche de tout processus inflammatoire ordinaire : « Tout le monde doit se familiariser, dit-il, avec les expressions de bronchite, périostite, kératite goutteuse, qui indiquent ce fait que la diathèse goutteuse peut imprimer à ces inflammations son cachet particulier. »

(1) Voir thèse de Berger, p. 28.

Voici une observation rapportée par Garrod, page 235, elle a pour titre :

Blessure grave du genou droit chez un goutteux. — *Gangrène.* — *Amputation.* — *Mort.* — J. S..., âgé de 59 ans, avait été renversé par un fiacre. Lors de son admission, il avait au genou droit une blessure assez grave et au pied gauche une contusion relativement légère. La gangrène se manifesta à la jambe droite, et l'on dut pratiquer l'amputation de la cuisse; mais le moignon se gangréna à son tour. Le malade tomba dans le marasme et ne tarda pas à succomber. La femme de ce malade rapporta qu'il avait éprouvé de temps à autre des accès de goutte pendant le cours des dix dernières années. La maladie paraît avoir le plus souvent siégé aux gros orteils et aux articulations tibio-tarsiennes; mais parfois elle se serait portée sur quelqu'une des articulations des extrémités supérieures. Une fois, le genou gauche avait été légèrement affecté.

Les deux reins étaient petits et pâles; le rein droit pesait 85 grammes et le gauche 78 grammes. Lorsqu'on eut enlevé la capsule fibreuse, on reconnut que la surface des reins présentait l'aspect granuleux, et une coupe permit de constater une atrophie de la substance corticale. Des amas de cristaux d'urate de soude étaient déposés, sous forme de points ou de stries, aux sommets des pyramides et dans la direction des tubes urinifères. *L'urine ne fut pas examinée.* — Diverses articulations étaient incrustées de cristaux d'urate de soude. Le genou droit n'avait aucun dépôt tophacé.

Devrons-nous ici rapporter la gangrène du moignon et la mort qui suivit, à la goutte? Non, sans doute, mais bien aux lésions viscérales qui furent trouvées à l'autopsie : et du reste, l'observateur a négligé, ce nous semble, les éléments les plus importants du problème : l'état de santé du malade avant le traumatisme et surtout l'examen des urines. De sorte que rien n'empêche d'admettre, par exemple, que ce malade ne fût en même temps goutteux et diabétique, et de rapporter à ce dernier état morbide, la complication funeste qui survint.

Pott a vu chez un goutteux la piqûre du scrotum, pour une hydrocèle, être suivie d'une gangrène qui le détruisit en entier.

« Il est une fièvre rhumatique goutteuse, dit Barthez, dont la nature est promptement mortelle, et que l'on doit appeler gangréneuse, puisque peu de temps après son invasion, il se déclare sur l'extrémité où la douleur s'est fait sentir, une inflammation qui est bientôt suivie de gangrène. »

Borsieri, en traitant de la fièvre éphémère pernicieuse, a donné des exemples de la fièvre rhumatique goutteuse, qui produit promptement la gangrène.

Il a dit, avec raison, que l'humeur goutteuse peut acquérir quelquefois une extrême malignité, et peut même causer une mort subite et qu'il l'a vue produire la gangrène et le sphacèle.

Loubet a vu plusieurs goutteux d'un âge avancé, mouri d'une mort très-prompte, par l'effet de la gangrène qui survenait à l'endroit des cors qu'ils s'étaient fait couper aux pieds, gangrène qu'il dit avoir été précédée, peu auparavant de diverses affections spasmodiques. Il assure que les remèdes auxquels on a eu recours dans ces cas n'ont jamais aucun succès, et qu'il faut en venir à l'amputation de la partie affectée, qui ne réussit pas toujours. (Bazil, thèse 1839, p. 25.)

Musgrave a vu un érysipèle de la face, qui, après une saignée, s'est changé tout à coup en une attaque de goutte articulaire.

Guilbert, dans son *Traité de la goutte et des maladies goutteuses*, parle d'accidents du même genre : « Serais-je le seul, s'écrie-t-il, qui eût observé, sur un homme affecté depuis longtemps d'une goutte héréditaire, un phénomène que je ne trouve mentionné nulle part, une éruption de furoncles qui se convertirent au milieu d'un régime délicat et de tous les avantages que donne la richesse, en autant d'ulcères qui avaient l'aspect d'une maladie qu'on ne rencontre ordinairement qu'au milieu de circonstances tout opposées, je veux parler de la gangrène humide, de ce qu'on appelle la pourriture d'hôpital. C'est pour la seconde fois aujourd'hui que, sur des individus différents je fais la même observation. Mais faut-il accuser la goutte seule de ces dégénérescences, et certains virus qu'on pouvait soupçonner chez ces malades n'ont-ils pas opéré ce phénomène, ou n'y ont-il pas concouru ? »

Assurément, Guilbert fait preuve d'une grande sagesse en ne rapportant pas à la goutte, ces cas dans lesquels on voit apparaître des ulcères, de la gangrène et autres complications funestes qui amènent la mort. Le plus souvent, en effet, il nous semble qu'on doit attribuer, non à la goutte, mais à l'albuminurie ou au diabète, peut-être même à la syphilis, comme le soupçonne Guilbert, des accidents aussi fâcheux. Nous savons en effet aujourd'hui, que ces deux maladies redoutables viennent fréquemment compliquer la diathèse goutteuse. Et l'on pourra tomber d'autant plus facilement dans l'erreur, en attribuant à la goutte des désordres dont elle n'est pas cause, que l'on voit souvent la glycosurie être fugace et passagère :

« Nous devons savoir reconnaître, dit M. Claude Bernard, ce qu'on pourrait appeler les diabètes alternants, c'est-à-dire des diabètes se succédant par accès, avec les symptômes d'une autre maladie, et particulièrement avec des accès de goutte ou rhumatisme. *On voit quelquefois des malades goutteux présenter tout à coup des symptômes diabétiques et les urines se charger de sucre, c'est-à-dire la goutte se changer en un accès de diabète.* M. Rayer cite un certain nombre de ces cas, et moi-même j'en connais un qui est très-caractérisé. » (1). M. Charcot, qui cite ce passage, ajoute quelques lignes plus loin : « Le pronostic peut se montrer quelquefois aussi grave en pareil cas, que lorsqu'il s'agit du diabète ordinaire ; la méliturie goutteuse, en effet, elle aussi, provoque de temps à autre le développement des phlegmons de mauvaise nature, des accidents gangréneux, de la phthisie pulmonaire, etc. Je suis porté à croire cependant, d'après ce que j'ai observé, que cette forme de diabète se distingue, le plus souvent, par sa bénignité relative ; le régime et l'emploi des amers, de l'iodure de fer, combiné avec l'usage des eaux

____

(1) Leçons de physiologie expérimentale. Paris, p. 429. Voir Garrod, 667, note de M. Charcot.

alcalines, en triomphent, en général, aisément. Je pourrais citer des faits, dans lesquels la guérison obtenue par ce traitement a coïncidé manifestement avec le retour de la gravelle ou des accès de goutte. J'ai vu cependant plusieurs fois les deux ordres d'affections coexister sans s'amender mutuellement. La glycosurie urique ou goutteuse, suivant la remarque de Prout, reste souvent latente. »

Qu'on nous permette de citer en terminant l'opinion de sir J. Paget, qui doit être compétent en ces matières. Voici ce qu'il disait dans une clinique faite à Saint Bartolomew's Hospital :

Dans trois cas, j'ai rencontré des malades qui ont présenté des attaques de goutte aiguë peu de temps après une grande opération chirurgicale, et pourtant la guérison n'a été aucunement retardée. L'un de ces malades était un homme gras et vigoureux, pléthorique même (*goutte floride*). Je lui enlevai un sein cancéreux. Le lendemain, une attaque de goutte survint avec une sévérité furieuse, plus forte qu'il n'en avait jamais eu. Sa plaie guérit pourtant très-bien, et il ne se ressentit pas plus des effets de l'opération que n'aurait fait une personne en parfaite santé. Chez beaucoup d'autres malades, qui étaient connus comme goutteux ou exposés à le devenir par hérédité, je n'ai rencontré nul accident.

Je crois donc fermement que l'on considère à tort la goutte comme une complication des opérations, et que cette erreur est due à ce que la goutte a pour effet de produire chez eux, plus facilement que chez d'autres vieillards, une dégénérescence des reins, du cœur, des artères et des autres organes splanchniques. Ce sont ces lésions, et non pas simplement la diathèse goutteuse, qui entravent le succès des opérations.

TRAITEMENT.

Il est impossible d'indiquer ici un mode général de traitement pour les traumatismes si divers qui peuvent survenir chez les goutteux, car il faudra, pour chaque cas particulier, faire entrer en ligne de compte : la situation et la gravité de ce traumatisme, mais surtout l'état du terrain, si je puis parler ainsi, le tempérament, l'âge, les antécédents du malade , toutes choses qui modifieront la médication à instiluer. Chez un homme vigoureux et pléthorique, nous pourrons employer avec avantage les émissions sanguines, les émétocathartiques, qui produisent une dérivation puissante sur l'intestin ; nous prescrirons en même temps un régime léger et tempérant. Chez un homme faible et lymphatique, nous éviterons avec soin tout ce qui pourrait le débiliter davantage; nous nous efforcerons de calmer les douleurs, et nous ordonnerons les amers et les toniques, une nourriture forte et réparatrice, en un mot, tout ce qui pourra relever les forces du malade. Quant au traitement local, il demande une grande réserve, car on a vu souvent des accidents graves survenir à la suite d'une guérison trop rapide. S'il survient un accès de goutte, nous nous garderons bien de chercher à le faire disparaître, car il amène souvent une amélioration notable et même la guérison.

Le chirurgien devra-t-il redouter les conséquences d'une opération sur un goutteux? En général, la plaie guérira bien si le goutteux n'est pas cachectique, et nous devons plutôt attribuer les complications telles que la gangrène ou une suppuration interminable, au diabète et à l'albuminerie, qu'à la diathèse goutteuse. Aussi le chirurgien aura-t-il grand soin de s'éclairer à ce sujet avant d'entreprendre une opération, qui pourrait compromettre gravement la vie du malade, s'il y avait de la glycosurie, glycosurie qui ne se traduit souvent par aucun signe extérieur, et que nous devrons rechercher par l'examen direct des urines.

En résumé, le traitement sera subordonné aux formes diverses que prendront les accidents, mais il n'en sera pas de même de l'hygiène du goutteux et du genre de vie qu'il conviendra de lui conseiller. Dans tous les cas, on pourra recommander au goutteux de vivre au grand air, de ne point s'astreindre aux travaux de cabinet, de prendre une nourriture saine, de facile digestion et à des intervalles réguliers ; il ne se livrera à aucun excès de table et n'usera point de vins trop généreux, de même qu'il ne tombera pas dans l'extrême opposé, comme l'ont conseillé quelques médecins, en vivant en anachorète, d'eau et de racines.

Il devra aussi entretenir soigneusement, par des bains fréquents, la propreté de la peau, qui est, comme on le sait, un des organes les plus importants de l'économie ; il prendra surtout de l'exercice, comme le conseille Ambroise Paré quand il dit : « L'exercice est fort profitable contre les goutes, et l'oisiveté est mère d'icelles. Car comme le fer qui est laissé sans estre manié, bien tost se rouille ; aussi notre corps estant sans s'exercer, se remplit d'humeurs superflus, qui est souvent cause des goutes. Ce qu'on voit par expérience, qu'entre mille laboureurs et autres hommes de grand travail, il s'en trouve peu de gouteux. Et partant il faut faire exercice au matin, après qu'il aura rendu ses excrémens. Et ceux qui sont sujets à avoir la goute aux pieds, exerceront les bras. Car par ce moyen ne se fait seulement résolution et consomption des excrémens qui sont aux parties du corps, mais aussi se fait révulsion d'iceux. Il faut aussi éviter les passions de l'âme, comme cholère, tristesse et autres. L'acte vénérien doit estre du tout délaissé, pour les causes qu'avons exposées par cy devant ; mais ceux qui à cause du mariage ne s'en peuvent exempter, en useront après que la digestion sera faite en l'estomach, et s'y gouverneront si bien, qu'il ne leur fera qu'un peu de mal. »

(A. Paré, t. III, p. 231.)

J'ai eu surtout en vue, en prenant ce sujet difficile, de rassembler le plus grand nombre de faits possible, plutôt que de me livrer à des théories et à des hypothèses hasardeuses.

Je crois qu'on peut résumer ce travail dans les propositions suivantes :

1° Le traumatisme peut amener une attaque de goutte ;

2° L'attaque de goutte peut disparaître et se supprimer par l'effet du traumatisme;

3° Le traumatisme survenant près des articulations peut déterminer la localisation des accidents goutteux et amener la production, *in situ*, de cristaux d'urate de soude;

4° La marche des lésions traumatiques, dans un certain nombre de cas, n'est influencée en rien par la goutte;

5° Le traumatisme détermine fréquemment, chez le goutteux, l'apparition d'un ensemble de phénomènes généraux graves, fièvre et douleurs intenses revêtant surtout la forme paroxystique;

6° On voit survenir, après le traumatisme accidentel ou chirurgical, de la gangrène et des complications funestes des plaies, qu'on ne saurait, dans l'état actuel de la science, rapporter exclusivement à la goutte, mais qu'on pourrait attribuer à la cachexie ou à l'albuminurie et surtout au diabète qui accompagnent souvent la goutte.

INDEX BIBLIOGRAPHIQUE

GARROD. — Traité de la Goutte et du Rhumatisme Goutteux. — Trad. Charcot et Ollivier, 1867.

CHARCOT, — Leçons cliniques sur les maladies des Vieillards.

— Leçons cliniques sur les maladies nerveuses. 2º édition.

DURAND-FARDEL. — Traité des maladies chroniques.

TROUSSEAU. — Leçons de clinique médicale, t. III.

BERGER. — De l'influence des maladies constitutionnelles sur la marche du Traumatisme, thèse d'agrégation. Paris-75.

GOSSELIN. — Leçons de clinique chirurgicale. t. I.

BOYER. — Des Diathèses au point de vue chirugical. Thèse d'agrégation. Paris-47.

CLIPET. — Des rapports des lésions traumatiques avec les maladies générales. Thèse Paris-67.

MERCIER. — Traitement préservatif et cur. des sédiments de la gravelle et de la pierre. Paris-72.

— Rapport sur un mémoire, présenté à la Société de médecine le 12 juin 75 par Mr Bouloumié.

— Union médical 8 déc. 68. De l'influence de la goutte sur la blennorrhagie.

AMBROISE-PARÉ. — T. III.

WENZEL. — Dissertatio de ossium arthrticorum indole. Paris-1791.

BADUEL. — Virus herpétique ou dartreux. Thèse de Paris an VII

BAZIL. — Thèse de Paris 1839. Complication de la Goutte.

LENIEZ. — Thèse Paris 1842.

GALTIER-BOISSIÈRE — De la Goutte. Thèse Paris 59.

GIGOT-SUARD. — L'Herpetisme. Paris 71.

DESAULT. — Dissertation sur la Goutte.

Rayer. — Traité des maladies de la peau.

Marchal de Cavli. — Des accidents diabétiques.

Bazin. — Leçons théoriques et pratiques sur les maladies Cutanées, dartreuses et *arthritiques*.

Morgagni. — Lettre 57.

Sydenham. — Lettre sur la goutte.

Todd. — Gout occuring in low state of system.

Scudamore — Traité de la goutte.

Graves. — Leçons de clinique médicale.

Spencer Well's. — Pratrical observation on gout.

The Lancet, 1847. tom. I On porous rarefaction of the bone, consequent upon Gout.

— 1854. t. I. Gout and Cancer.

— Gout and trismus. Following injury of the foot. By Salter médical-times, 1858.

— Suppuration on the eye balls in connexionwich gout.

— 1861 t. 1 Case of severe gout, amputation of one finger 1865, t. I p. 433.

British med. Journal 1862, t. I

— 1875, t. I. On Various risk of opérations. By sir J. Paget

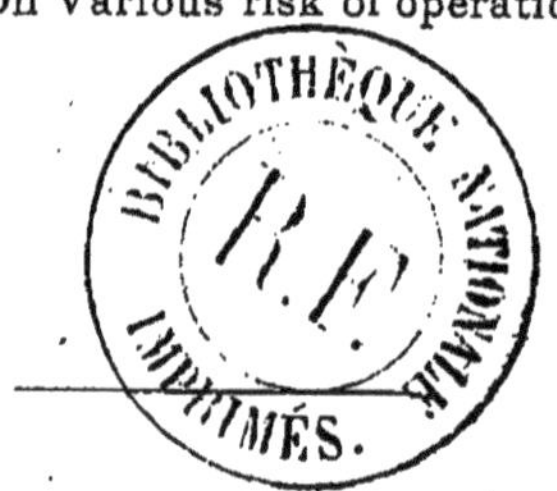

A. Parent, imprimeur de la Faculté de Médecine, rue Mr-le-Prince, 31.